糖尿病患者
胰岛素无针注射
临床实践手册

主　编　赵　芳
副主编　张明霞　武全莹

人民卫生出版社
·北京·

图书在版编目（CIP）数据

糖尿病患者胰岛素无针注射临床实践手册 / 赵芳主编 . —北京：人民卫生出版社，2022.6 （2023.5重印）
ISBN 978-7-117-33152-4

Ⅰ. ①糖… Ⅱ. ①赵… Ⅲ. ①糖尿病 – 胰岛素 – 用药法 – 手册 Ⅳ. ①R587.105-62

中国版本图书馆 CIP 数据核字（2022）第 088049 号

人卫智网	www.ipmph.com	医学教育、学术、考试、健康，
		购书智慧智能综合服务平台
人卫官网	www.pmph.com	人卫官方资讯发布平台

糖尿病患者胰岛素无针注射临床实践手册
Tangniaobing Huanzhe Yidaosu Wuzhen Zhushe
Linchuang Shijian Shouce

主　　编：赵　芳
出版发行：人民卫生出版社（中继线 010-59780011）
地　　址：北京市朝阳区潘家园南里 19 号
邮　　编：100021
E - mail：pmph @ pmph.com
购书热线：010-59787592　010-59787584　010-65264830
印　　刷：三河市宏达印刷有限公司
经　　销：新华书店
开　　本：889×1194　1/32　印张：3
字　　数：72 千字
版　　次：2022 年 6 月第 1 版
印　　次：2023 年 5 月第 2 次印刷
标准书号：ISBN 978-7-117-33152-4
定　　价：35.00 元

打击盗版举报电话：010-59787491　E-mail：WQ @ pmph.com
质量问题联系电话：010-59787234　E-mail：zhiliang @ pmph.com
数字融合服务电话：4001118166　　E-mail：zengzhi @ pmph.com

● 主　编

赵　芳　中日友好医院

● 副主编

张明霞　北京大学人民医院
武全莹　北京医院

● 特审专家（按姓氏汉语拼音排序）

郭立新　北京医院
郭晓蕙　北京大学第一医院
姬秋和　空军军医大学西京医院
纪立农　北京大学人民医院
肖新华　中国医学科学院北京协和医院
张　波　中日友好医院
章　秋　安徽医科大学附属第一医院

● 编　者（按姓氏汉语拼音排序）

董颖越　中国医学科学院北京协和医院
李　君　北京大学第一医院
李　敏　中国医科大学附属第一医院
李彩宏　清华大学附属北京清华长庚医院
李阳溪　中日友好医院
莫永珍　南京医科大学附属老年医院
陶　静　华中科技大学同济医学院附属同济医院
王　群　北京大学第三医院
邢秋玲　天津医科大学朱宪彝纪念医院

● 文字优化

张小燕　邸圣茜

● 视频统筹

陈　娟

糖尿病是一种发病率高、可导致多种并发症的慢性疾病，截至 2021 年，中国已有约 1.4 亿糖尿病患者。胰岛素治疗是实现良好血糖控制的重要手段之一，传统的注射装置包括胰岛素注射笔、胰岛素专用注射器和胰岛素泵。多年来，人们一直希望开发出一种新的给药系统，帮助患者提高胰岛素注射的依从性及有效性，而无针注射给药系统的出现给患者提供了第四种注射方式的选择，它可以一定程度上减轻患者注射胰岛素时的疼痛，提高治疗的依从性，从而受到广泛关注。

长期和不规范地进行胰岛素注射有可能出现注射部位的皮下脂肪增生。我国胰岛素治疗患者皮下脂肪增生的发生率偏高，与针头重复使用、不进行注射部位轮换、注射次数、胰岛素的种类和剂量等因素相关。有研究显示，相比无注射相关脂肪增生的患者，有脂肪增生的患者胰岛素日总剂量明显增加，皮下脂肪增生也加剧了血糖的控制难度。胰岛素无针注射技术的推广可以降低皮下脂肪增生的发生率，节约胰岛素注射剂量，有助于更好地控制血糖，从而降低并发症的发生，还能够保护医护人员远离针刺伤感染风险，同时降低医疗废物处理开支，从多角度节省整体医疗成本。

近年来，随着无针注射器许多关键技术如装量差异、无菌技术、器械加工技术等取得长足进步,无针注射给药系统被认为是非常有前景的新型给药系统之一。无针注射技术未来将参与生物药物、疫苗等相关领域,产品形式更加多元化,进一步发挥无针注射技术优势,促进无针注射技术的普及。在这样的背景下,推动无针注射标准化、规范化、同质化具有特别重要的意义。

鉴于此,在中华护理学会糖尿病专业委员会的指导下,编写组汇集全国多位医疗及护理领域专家、学者的研究成果和应用经验,历经半年时间完成本书的编撰。全文围绕无针注射器的发展现状、胰岛素无针注射临床循证证据、无针注射器的临床应用、常见问题及预防、国内胰岛素无针注射示范病房建设等内容,从理论与实践两方面为临床医护人员提供了详细的胰岛素无针注射临床实践指引。本书的出版将有助于推进胰岛素无针注射的规范化,提升胰岛素无针注射的整体水平。

2022.6

目 录

认识无针注射器

一、无针注射器的概念

无针注射又称射流注射,是利用动力源产生的瞬时高压使注射器内药物(液体或冻干粉)通过喷嘴形成高速、高压的喷射流(流速大于 100m/s),穿透皮肤外层到皮下、皮内等组织层释放药物(图 1-1)。

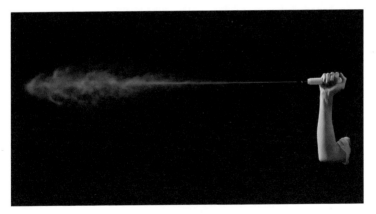

图 1-1　无针注射器

无针注射器的工作原理是利用高速气流,采用不同动力源,产生瞬间高压,将药物从细孔中高速射出,从而穿透皮肤并弥散到皮下组织中;这种射流速度非常快

（160~200m/s），直径极小，进入皮肤内深度有限，对神经末梢的刺激小，和有针注射器相比带来的疼痛感明显减轻（图1-2）。

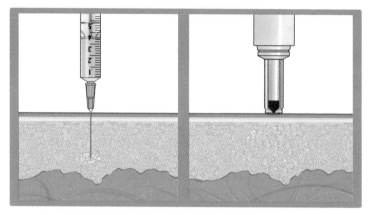

图1-2　有针注射（左）；无针注射（右）

二、无针注射器在临床应用中的意义

无针注射器作为一种新型的注射工具，与传统有针注射器相比，有着明显的优势，在医护人员临床诊疗工作及患者就医过程中发挥着重要作用。

1. 避免临床惰性　由于无针注射方法对神经末梢的刺激很小，一般不会有明显的疼痛感，大大提高了对针头有恐惧感的成人和儿童患者的依从性。众多研究也表明，无针注射器能帮助患者从心理上消除注射胰岛素时对针头的恐惧感，使用起来更加安全，利于患者更好地接受胰岛素治疗。

2. 减少医疗花费　长期大剂量注射胰岛素的患者使用无针注射器，可以减少胰岛素剂量，减少医疗费用支出。另外，无针注射器也降低了医疗垃圾处理的风险和减少了处理费用。无针注射器主体的使用次数不少于12 000次注射,经过校准后可延续使用 12 000 次,3 年的整体使用费用仅为有针注射器及其耗材的一半。

3. 减少针刺伤　使用无针注射器可以帮助医务人员、患者,甚至公众在注射及收集垃圾工作中避免针刺伤,进而减少通过血液传播的疾病感染风险。

4. 提高糖化血红蛋白达标率　北京大学人民医院纪立农教授牵头的一项为期 16 周的多中心、随机、开放性临床研究证实,对于长期血糖不达标的糖尿病患者,无针注射技术可显著提高糖尿病患者糖化血红蛋白达标率。

5. 降低注射部位不良反应发生率　对于长期注射胰岛素造成注射部位皮下脂肪增生的患者,无针注射器可避免皮下脂肪增生,降低注射部位皮肤不良反应发生率,包括皮肤的划伤、出血、瘀斑、红肿、硬结、断针等。

三、无针注射器的分类

目前,国内外常见的无针注射器按照使用方式分为 3 种类型:外加压装置型、一体加压型、预充抛弃型。外加压装置型是无针注射器最早的类型,无论是从技术角度还是从设计角度来讲均较落后,因此,已逐渐被淘汰;一体加压型无针注射器是目前全球应用最广泛的类型,其操作简易、便于掌握,尤其适合需要长期接受药物注射的患者;预充抛弃型无针注射器则需要频繁处理废弃材料,增加了医疗垃圾处理成本。具体型号及类别详见图 1-3~ 图 1-5。

【专家简介】

郭立新,北京医院 国家老年医学中心内分泌科主任,主任医师,二级教授。北京大学／北京协和医学院博士生导师,博士后指导教师。享受国务院政府特殊津贴专家,中华医学会糖尿病学分会候任主任委员。

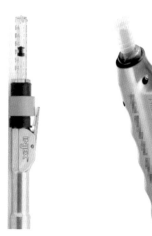

图 1-3 外加压装置型

德国 INJEX 30（左） 美国 PharmaJet Stratis（右）

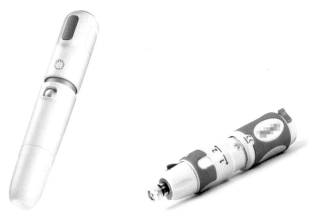

图 1-4 一体加压型

中国快舒尔（Quinovare）（左） 荷兰 Insujet（右）

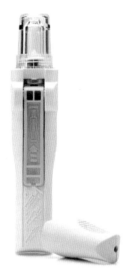

图 1-5　预充抛弃型
美国 DosePro

【专家解读】

　　无针注射本质上依然是透皮注射,也会给接受注射的患者带来一定的疼痛感,但相比传统有针注射带来的疼痛感要明显减轻,我国全面普及无针注射技术将给糖尿病患者带来巨大获益。首先,可以降低患者的注射恐惧,提高注射积极性;其次,对于长期糖化血红蛋白不理想的患者来说,无针注射独特的弥散机制更贴近生理性胰岛素的分泌模式,从而显著提高患者糖化血红蛋白达标率;再次,无针注射还可以避免针头刺激带来的皮下脂肪增生,减少注射部位不良反应发生率,进而减少血糖波动,助益糖尿病患者更好地管理血糖。

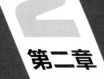

无针注射器的发展及国内外应用现状

第一节
无针注射技术的发展背景

目前,国内外普遍采用带有注射针头的注射器进行药液注射。针头的穿刺操作即使由专业的医护人员执行,也可能会引起不同程度的疼痛。在注射过程中或注射后,由于锐器不当弃置引发医护人员、患者、公众的针刺伤,继而增加感染血源性病原体的风险。因此,注射安全成为全球临床感染控制的焦点问题。另外,长期注射产生皮下硬结等问题一直困扰着人们,同时由于许多药品必须通过针头注射给药,故只能在医务人员的监控下使用。这些都促使人们去寻找新的、不存在以上问题的注射方法。

长期以来,为尽量避免传统注射技术固有的缺陷,药剂学家们一方面致力于开展非注射途径给药系统和微针注射给药技术的研究,另一方面积极开展无针注射器(或称为无针注射系统)的研究。1866 年,法国科学家 Beclard 提出无针注射的概念,同年法国科学家 Sales Girons 发明了无针喷射器,由此拉开了人类开发和研制无针注射器的序幕。1936 年美国科学家首次获得无针注射专利并用于军队的大规模预防接种。20 世纪 80 年代后,经过大量深入研究,无针注射器的设计更加合理,逐步走向小型化、轻量化,使给药更加高效,患者使用更加便捷,注射产生的疼痛感更小。

2012 年,中国自主知识产权的高科技医疗器械——无针注射器 QS-M 通过国家食品药品监督管理局的注册审批,获得上市资格,这也是中国本土第一个获准上市的无针注射器产品。这一举措标志着我国已成为全球首个能够自主生产一体加压型无针注射器的国家。2018 年,我国成人版 QS-P 无针注射器问世,其外观小巧、轻便(图 2-1)。2021 年,国内第一批正式用于儿童生长激素注射的 QS-P 无针注射器获得相关部门上市批准。我国无针注射技术及生产实力已位于世界前列,并将持续攻破疫苗、麻醉药等大分子药物注射领域。随着科技的进步,无针注射发展势头迅猛,在不久的将来,无针注射药物品种将会有更大的选择空间。

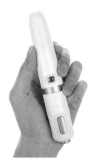

图 2-1　我国成人版无针注射器在临床上的使用

第二节
国外无针注射器应用现状

在国外,很早就有无针注射技术这一理念。作为一门新兴的技术,无针注射器得到了许多研究者的青睐。早期的无针注射器重复使用注射芯,每小时可给 1 000 人接种,由于存在潜在的交叉感染风险,世界卫生组织(WHO)建议不再将使用重复给药注射芯的无针注射器应用于常规的疫苗接种。而在重大突发安全事件(流感大流行、生物恐怖袭击)情况下,疾病预防控制中心(CDC)建议快速接种的获益大于血源疾病的传播风险时,可以考虑使用。

据美国疾病预防与控制中心公布的统计数据,仅在1976-1977年美国就有4 300万人通过无针注射器(MUNJI)接种甲型H1N1型流感疫苗,WHO也曾启动应用无针注射器在多个国家给数百万人接种天花疫苗。20世纪90年代,美国开始推广带有独立注射药管的无针注射器,广泛用于注射各类疫苗。

公开资料显示,发达国家对无痛注射器的研制一直非常重视。目前英国发明的无痛注射器已通过丘吉尔医院痛楚研究中心的测试。日本科学家准备模仿蚊子叮人吸血现象,研制一种无痛注射器,抽血化验用的微型注射器原型已研制成功,并顺利通过了人体皮肤特殊模型的实验。

在长期的实践中,无针注射技术逐步趋于完善,并有专利产品服务于社会,广泛应用于各种慢性病的治疗,如糖尿病、肿瘤,以及传染病的预防及各种疫苗的接种等。并且,国外在无针注射领域,公司比较多,面向众多需要长期给药的慢性疾病或其他医疗需求。

【专家简介】

张波,中日友好医院内分泌科主任,医学博士,博士生导师。国家远程医疗与互联网医学中心糖尿病学专家委员会主任委员,白求恩精神研究会内分泌和糖尿病学分会会长。

【专家解读】

糖尿病患者后期大多都需要通过注射胰岛素来使血糖达标,以往都是采用传统的有针注射器,但往往由于缺乏注射部位轮换意识、重复使用针头等原因，导致皮下硬结发生率、断针风险较高，不利于血糖达标。有研究证实，无针注射在胰岛素入血速度及餐后 1 小时内的血糖控制上要明显优于传统有针注射，在加快人体吸收胰岛素的同时缩短了胰岛素刺激皮肤组织的时间，且没有针头的设计避免了断针的风险及硬结发生，这无论对医务人员还是患者来说都值得推广使用。

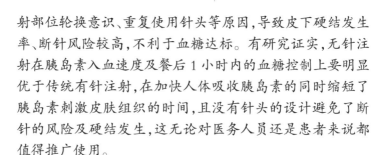

第三节
国内无针注射器应用现状

21 世纪前只有美国、荷兰等几个国家可以生产无针注射器，20 世纪末国内学者开始尝试研发无针注射器，但多仿制国外（图 2-2）。2012 年我国拥有自主知识产权的胰岛素无针注射器通过国家食品药品监督管理局（SFDA）的注册审批，获得上市资格。现在我国已成为国际上为数不多

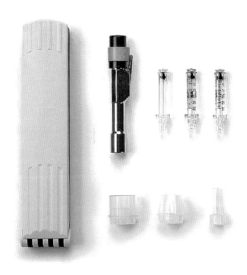

图 2-2　国内早期仿制的无针注射器

的可以生产无针注射器的国家,并将持续研发用于疫苗、生长素、麻醉药等注射领域(图 2-3)。

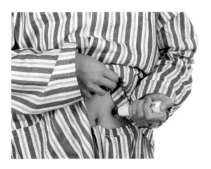

图 2-3　临床患者在接受无针注射治疗

　　我国自主研发的无针注射器正式进入临床后,经历了众多权威学者的探索性研究。重庆医科大学附属第一医院李启富教授所做的Ⅰ期临床试验研究证实了和有针注射相比,患者使用无针注射胰岛素的吸收更快,更加贴近生理性的胰岛素分泌模式;北京医院的郭立新教授和北京协和医院的肖新华教授所做的Ⅱ期临床试验研究证实了相比于有针注射,使用无针注射患者餐后血糖控制更佳、餐后血糖波动更小;北京大学人民医院纪立农教授牵头的Ⅲ期临床试验研究证实无针注射相较于有针注射可以显著提高患者治疗的满意度,降低患者皮下脂肪增生发生率,减少胰岛素剂量,糖化血红蛋白的控制水平更佳;Ⅳ期临床试验研究是由空军军医大学西京医院的姬秋和教授进行的一个多中心研究,证实了无针注射相比于有针注射显著降低患者对注射的恐惧和注射时的疼痛感,提高了患者治疗的满意度,同时节省了胰岛素的用量。本手册第三章将重点对以上临床试验进行详细介绍。

　　与此同时,伴随着中华护理学会糖尿病专业委员会牵头的《糖尿病患者胰岛素无针注射操作指引》的发布,全国

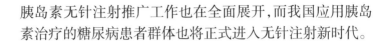
胰岛素无针注射推广工作也在全面展开,而我国应用胰岛素治疗的糖尿病患者群体也将正式进入无针注射新时代。

【专家简介】

　　赵芳,中日友好医院护理部主任,主任护师。中华护理学会糖尿病护理专业委员会主任委员,中国健康促进与教育协会糖尿病教育与管理分会副主任委员,北京护理学会内分泌专业委员会副主任委员。

【专家解读】

　　目前,无针注射技术已受到医护人员和患者的广泛关注。《糖尿病患者胰岛素无针注射操作指引》为我国首部胰岛素无针注射的操作规范,具有很强的实践指导意义;医护人员在临床使用中遇到困惑及问题时有章可循;规范了我国无针注射胰岛素操作流程,提高治疗效果,保证患者注射安全;对指导糖尿病患者正确使用无针注射器、加强自身血糖管理,具有重要意义。

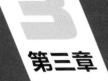

第三章

无针注射器注射不同类型胰岛素的临床循证证据

第一节

FREE 研究——基础胰岛素及预混胰岛素药效学及药代动力学临床研究及应用进展

一、研究背景

1. **胰岛素注射装置的重要性** 随着科技的进展,国内不断研发出先进的胰岛素专用注射笔、无针注射器、胰岛素泵。这些胰岛素注射装置,为胰岛素注射个体化和患者长期坚持胰岛素治疗,提供了重要的工具,这些工具的临床使用,需要临床研究来积累循证医学证据。

2. **循证医学在临床医生诊疗工作中起到重要指导作用** 目前诊疗指南、临床规范多是基于循证医学证据,这些证据来源于基础研究的结果,经过临床研究进一步验证,通过证据评价与转化,形成指南,最后指导临床实践。另外,临床工作中提出的问题,通过临床研究产生出具体的解决方案,并指导临床工作,同时更好地为患者实行个性化的医疗服务。

3. **无针注射循证医学的发展之路与药品研发临床试验分期类似** 无针注射器的发展历程实际上就是一个循证医学的历程,它从简单的仪器设备的设计和生产开始,一直到进入临床应用,开展了大量的循证医学研究,这些循证医

· 13 ·

学研究和药物的循证医学研究非常类似。比如，国内外已经开始采用循证医学方法来比较有针注射和无针注射在胰岛素药效及药代动力学变化方面的影响，以及采取短期的临床研究，比较有针和无针注射对血糖控制的影响。

　　在临床上有很多胰岛素的剂型，为了满足不同患者控制血糖的个性化需求，无针注射的临床研究不仅会涉及最简单的基础胰岛素，还会涉及预混胰岛素制剂等类型。

二、研究目的

　　通过对照有针胰岛素笔，评价新型胰岛素无针注射器作为施药载体用于控制 2 型糖尿病患者血糖的有效性及安全性。通过非劣效性试验即假设与常用的、标准的有针注射相比，这种创新的、无针的注射方法，在疗效和安全性上是否一致。

三、研究机构及学者

　　具体请见表 3-1。

表 3-1　研究机构与学者名录

序号	研究机构	学者
01	北京大学人民医院	纪立农
02	北京医院	郭立新
03	天津医科大学总医院	马中书
04	吉林大学白求恩第一医院	王桂侠
05	中国医科大学附属第一医院	单忠艳
06	天津医科大学朱宪彝纪念医院	陈莉明
07	青岛大学附属医院	王颜刚
08	东南大学附属中大医院	孙子林
09	中国人民解放军联勤保障部队第九〇〇医院	徐向进
10	四川大学华西医院	冉兴无

四、研究设计

结合此次试验的实际情况,纳入的 T2DM 患者符合以下条件。

1. 已被诊断为 2 型糖尿病,采用胰岛素(预混或基础)皮下注射治疗的受试者或者正在采用口服降血糖药或生活干预,因血糖控制不佳拟定启动胰岛素治疗的受试者。

2. 18~75 岁。

3. 入组前注射胰岛素和/或口服降血糖药时间≥3 个月。

4. 糖化血红蛋白(HbA1c)在 7.5%~11%。

5. 身体质量指数(BMI)≤32kg/m^2。

6. 试验分组。

通过对样本量的计算,如果把 420 位接受胰岛素治疗的 2 型糖尿病患者随机分成 2 组,一组采用有针注射,一组采用无针注射,研究结果就能回答以上问题(图 3-1)。

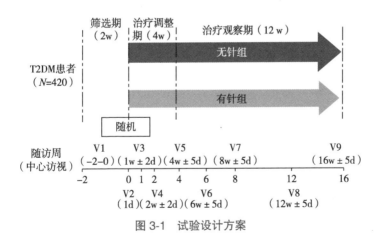

图 3-1 试验设计方案

五、研究分层

将试验样本随机分成 2 组,一组采用有针注射,另外一组采用无针注射。分层考虑 2 个因素：一是按照受试者入组前是否已经使用胰岛素治疗进行分层；二是按照受试者是采用预混胰岛素治疗还是基础胰岛素治疗进行分层（图 3-2）。

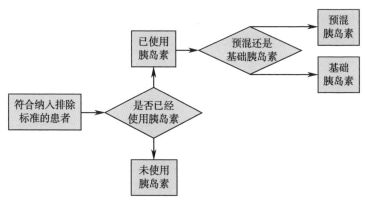

图 3-2　研究分层示意图

六、不同治疗组人群基线特征和亚组人群分布

如表 3-2 所示，从这些患者的特征来看，大部分是正在接受胰岛素治疗的患者，随机将患者分成基础胰岛素治疗组和预混胰岛素治疗组。而使用基础胰岛素治疗的患者，又随机分成接受有针注射组和无针注射组；同样在接受预混胰岛素治疗组的患者，也分成有针注射组和无针注射组。

七、体格检查—年龄分布基线特征

如表 3-3、表 3-4 所示，2 个试验组男女人数接近，汉族居多，糖化血红蛋白均较高，大概是 8.3%。

表 3-2　人群基线特征和亚组人群分布情况

| 类型（《N/%》） | 全分析集（FAS） | | | | 符合方案集（PPS） | |
	无针组（NFI）N=206	有针组（IP）N=206	无针组（NFI）N=187	有针组（IP）N=200		
受试者类型						
类型 A	11/5.34	10/4.85	10/5.35	10/5.00		
类型 B	195/94.66	196/95.15	177/94.65	190/95.00		
受试者胰岛素应用类型						
预混胰岛素	118/57.28	109/52.91	102/54.55	105/52.50		
基础胰岛素	88/42.72	97/47.09	85/45.45	95/47.50		
受试者所在分层						
类型 A+ 预混	6/2.91	2/0.97	5/2.67	2/1.00		
类型 B+ 预混	112/54.37	107/51.94	97/51.87	103/51.50		
类型 A+ 基础	5/2.43	8/3.88	5/2.67	8/4.00		
类型 B+ 基础	83/40.29	89/43.20	80/42.78	87/43.50		

注：类型 A，生活干预／口服药物患者开始启用胰岛素治疗；类型 B，已使用胰岛素治疗患者继续使用胰岛素治疗。

表 3-3 人口统计学资料 - 年龄分布基线特征

| 各项指标 | 全分析集（FAS） | | 符合方案集（PPS） | |
	无针组（NFI）N=206	有针组（IP）N=206	无针组（NFI）N=187	有针组（IP）N=200
年龄 / 岁	58.43 ± 10.05	57.41 ± 10.02	58.68 ± 10.12	57.39 ± 10.13
男性 /（N/%）	114（55.34）	107（51.94）	101（54.01）	105（52.50）
汉族 /（N/%）	203（98.54）	203（98.54）	184（98.40）	197（98.50）
HbA1c/%	8.30 ± 1.01	8.19 ± 0.99	8.30 ± 1.01	8.19 ± 0.98
糖尿病病程 / 年	14.44 ± 7.52	13.79 ± 6.65	14.46 ± 7.48	13.81 ± 6.62
BMI/（kg·m⁻²）	25.38 ± 3.09	25.28 ± 2.84	25.32 ± 3.04	25.30 ± 2.84
体重 /kg	70.30 ± 11.51	69.21 ± 12.09	70.11 ± 11.35	69.34 ± 12.21
身高 /cm	166.16 ± 8.94	165.01 ± 8.96	166.14 ± 8.87	165.08 ± 9.00
收缩压 /mmHg	131.08 ± 15.83	129.22 ± 15.53	130.69 ± 15.84	129.40 ± 15.64
舒张压 /mmHg	78.01 ± 10.04	78.18 ± 9.58	77.58 ± 9.93	78.12 ± 9.65

表 3-4　人口统计学资料 - 年龄分布基线特征

| | 全分析集（FAS） | | 符合方案集（PPS） | |
	无针组 N=206	有针组 N=206	无针组 N=187	有针组 N=200
年龄 / 岁				
平均数 ± 标准差	58.43 ± 10.05	57.41 ± 10.02	58.68 ± 10.12	57.39 ± 10.13
中间值	60.08	59.30	60.08	59.35
$P25, P75$	53.47, 65.35	51.72, 64.44	53.47, 65.63	51.57, 64.53
最小值, 最大值	28.73, 74.89	28.01, 74.53	28.73, 74.89	28.01, 74.53
95% 可信区间	57.05-59.81	56.03-58.78	57.22-60.14	55.98-58.80
性别				
男 / (N/%)	114 (55.34)	107 (51.94)	101 (54.01)	105 (52.50)

续表

	全分析集（FAS）		符合方案集（PPS）	
	无针组 N=206	有针组 N=206	无针组 N=187	有针组 N=200
女 /(N/%)	92（44.66）	99（48.06）	86（45.99）	95（47.50）
合计（Missing）	206（0）	206（0）	187（0）	200（0）
民族				
汉族 /(N/%)	203（98.54）	203（98.54）	184（98.40）	197（98.50）
蒙古族 /(N/%)	0（0.00）	1（0.00）	0（0.00）	1（0.50）
回族 /(N/%)	3（1.46）	1（1.46）	3（1.60）	1（0.50）
满族 /(N/%)	0（0.00）	1（0.00）	0（0.00）	1（0.50）
合计（Missing）	206（0）	206（0）	187（0）	200（0）

八、疗效性和安全性指标

在治疗第 16 周时糖化血红蛋白（HbA1c）相对基线的变化，是一个标准的评价降血糖效果的指标。另外，还有一些次要指标，包括血糖的变化、糖化血红蛋白达标率、生活质量问卷（SF-36）、胰岛素剂量的变化、患者对胰岛素治疗的依从性，以及患者注射的满意度。

另外，在安全性方面，收集了有关生命体征、实验室检查、肝肾功能、不良事件、是否有断针、是否有注射部位的划伤或肿痛、低血糖发生的风险、体重的变化等指标。

【专家简介】

纪立农，北京大学人民医院内分泌科主任，主任医师，二级教授，博士生导师。北京大学糖尿病中心主任。

【专家解读】

FREE 研究是迄今为止全球针对无针注射技术规模较大，首例以糖化血红蛋白（HbA1c）（评价一个药物有效性的金标准）作为主要研究终点，评估无针注射临床疗效的大规模临床研究。通过研究可以发现，无针注射技术在患者接受度、糖化血红蛋白达标率、胰岛素剂量改变及皮肤不良反应发生率等方面均表现良好，有利于帮助患者达到长期控制好血糖的目标。

九、试验结果

1. 相比有针注射组，无针注射组 HbA1c 降低幅度更大　图 3-3 为 16 周的有针注射和无针注射临床试验对照之后，主要研究终点的结果。其中，黑色的柱子代表无针注射组（图中标为无针组），这个组糖化血红蛋白是距离基线（试验开始的时候）下降了 0.55%；白色柱子代表有针注射组（图中标为有针组），糖化血红蛋白下降了0.26%。

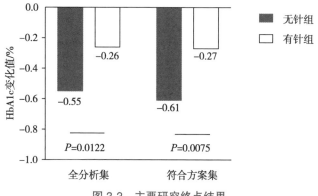

图3-3　主要研究终点结果

　　无针注射组（NFI）与有针注射组（IP）组间校正的差数均数（95%可信区间）FAS集（全分析集）结果为–0.29%（–0.50%，–0.07%），PPS集（符合方案集）结果为–0.34%（–0.56%，–0.12%）。按照方案规定的非劣效界值0.4%，可以认为无针注射组HbA1c较基线变化非劣效于有针注射组，进一步按照方案规定的优效界值0%，也可以认为无针注射组HbA1c较基线变化优于有针注射组，无针注射组和有针注射组糖化血红蛋白达标率（<7%），FAS集（全分析集）和PPS集（符合方案集）无差异。

　　从这个试验中可以观察到采用无针注射组患者的血糖改善，要显著优于有针注射组。这在全部受试者的数据分析，以及那些能够遵从方案的受试者的人群分析中得到了一致的结果。

　　2. 治疗16周后，与有针注射组相比无针注射组胰岛素使用剂量更少　研究发现，在胰岛素使用剂量上，在无针注射组，胰岛素剂量要明显低于有针注射组。在相同的或者更好的血糖控制情况下，无针注射和有针注射相比，需要胰岛素的剂量要更少一些（图3-4）。

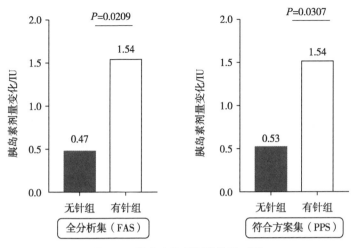

图 3-4　胰岛素使用剂量结果对照

3. 与有针注射相比,无针注射显著降低注射疼痛感

在图 3-5 中,0~10 分为不同程度的疼痛分值,0 分是程度最轻的疼痛感,10 分是程度最重的疼痛感,0~3 分轻度疼痛,4~6 分中度疼痛,7~10 分重度疼痛。

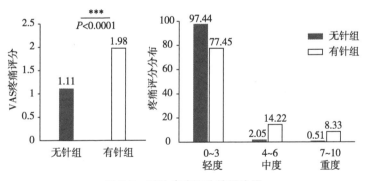

图 3-5　平均疼痛评分结果比照

对于轻度疼痛,在无针注射和有针注射患者中是没有显著性差异的。当中、重度疼痛时,无针注射组患者疼痛感明显低于有针注射组。所以如果把所有的疼痛加在一起进

行计算,也可以看到,和有针注射相比,无针注射的疼痛评分是明显降低的。这也进一步从科学研究、定量分析的角度,验证了患者的感受,也就是采用无针注射的疼痛感要明显低于有针注射。

4. 与有针注射组相比,无针注射组治疗满意度更高
试验结束时(第 16 周),记录并比较无针注射组 / 有针注射组受试者对整个试验中注射工具使用的总体满意情况,根据受试者的主观满意度在 0~10 分进行打分,10 分为最满意,0 分为最不满意。结果显示,治疗 16 周满意度评分(FAS 和 PPS 结果),无针注射组高于有针注射组,有显著性差异(图 3-6)。

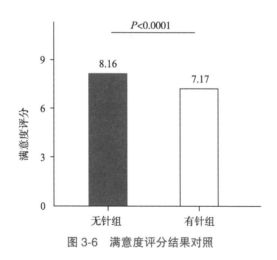

图 3-6　满意度评分结果对照

5. 无针注射组无注射新发硬结、断针发生风险　在对安全性指标进行评估时,研究发现有针注射组更多的患者报告了皮肤的划伤、皮下的硬结,并且有针注射组发生一例断针事件,而无针注射组的硬结发生率与断针率均为 0(图 3-7)。

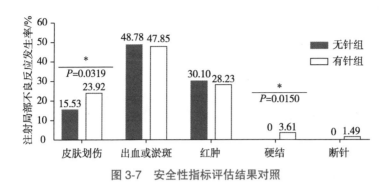

图 3-7　安全性指标评估结果对照

6. 无针注射组与有针注射组相比,糖化血红蛋白达标率无显著差异　治疗 16 周后糖化血红蛋白达标率,经卡方检验(FAS 和 PPS 结果)两者无显著性差异(图 3-8)。

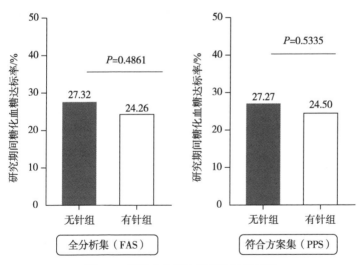

图 3-8　糖化血红蛋白达标率结果对照

7. 无针注射组与有针注射组相比,体重变化无显著差异　胰岛素治疗的患者往往伴有体重的增加,在两组试验结果中,治疗 16 周后,没有看到患者在体重的改变上有明显差异。所以虽然无针注射的胰岛素吸收得比较充分,但是在对体重的影响上,两组之间是没有显著差异的(表 3-5)。

表 3-5 治疗 16 周后两组患者体重变化

	无针组	有针组	校验方法	统计量	P
第 16 周 - 基线					
N(Missing)	195(12)	204(5)			
平均数 ± 标准差	0.54 ± 3.64	0.99 ± 3.65			
中间值	0.00	0.00			
P25,P75	−0.20,2.00	0.00,2.20			
最小值,最大值	−20.00,15.00	−16.00,14.00	成组 t 检验	−1.273	0.2036
95% 可信区间	0.02–1.05	0.50–1.49			
配对 t 值	2.0556	3.9961			
P 值	0.0412	0.0001			

十、研究结论

FREE 研究为无针注射技术的有效性及安全性提供了有力证据。随着临床证据的不断积累,无针注射逐步被广泛应用于临床实践中,为广大患者所使用。

FREE 研究是一项评估在 2 型糖尿病患者中无针注射胰岛素有效性的非劣效性试验。研究方案设计之初,就定义了在非劣效试验达成后将继续进行无针注射对比传统有针注射的优效试验。结合 FREE 研究的特点和实际,无针注射的主要优势可以归纳为以下几个方面。

1. FREE 研究规模较大,是全球首例以糖化血红蛋白

（HbA1c）（也是评价一个药物有效性的金标准）作为主要研究终点，评估无针注射临床效果的大规模临床研究。

2. FREE 研究显示，与有针注射胰岛素相比，无针注射治疗在 HbA1c 的改善上要优于有针注射组，较基线变化非劣效于有针注射组，并且具有统计学优效性和临床优效性。

3. 无针注射胰岛素，与胰岛素笔注射相比，胰岛素使用剂量更少；即在更好的血糖控制的情况下，反而胰岛素使用的更少，这可能跟这种注射技术能更有效地利用胰岛素是有关系的。

4. 无针注射胰岛素，注射部位不良反应发生率低，无新发硬结发生风险；而在有针注射组，有 6 例患者报告了皮下硬结，并且有 1 例出现断针的严重不良事件。

5. 无针注射胰岛素，患者疼痛感更低，满意度更高，因此，无针注射可提高患者的治疗依从性，让患者能够长期地使用胰岛素来控制他们的高血糖。

除以上介绍的内容，在临床实践中，进行胰岛素无针注射工作的要点还有很多，由于篇幅限制，不再一一列举。

【专家简介】

郭晓蕙，北京大学第一医院内分泌科主任医师，教授。中国健康促进与教育学会糖尿病教育管理学会主任委员，北京糖尿病协会理事长，《中国糖尿病杂志》副主编，《中华内分泌代谢杂志》《中华内科杂志》编委。

【专家解读】

随着我国糖尿病患者群体不断地增多，相关研发机构一直致力于研制最合适的给药方式，希望最终能够实现胰岛素给药的无痛、智能自控、安全方便、并发症发生减少。尤其对于儿童、青少年和女性患者来说，实现无针注射胰岛素给药对这类患者治疗有效性及安全性提高意义更为重大。

第二节

速效胰岛素类似物的药效学及药代动力学临床研究及应用进展

一、研究背景

（一）无针注射用于赖脯胰岛素的效果有待验证

胰岛素吸收不良是糖尿病患者胰岛素治疗效果不理想的重要影响因素。与人胰岛素相比，速效胰岛素类似物更接近于胰岛素的生理分泌模式。然而，用传统有针注射器注射速效胰岛素类似物不能完全快速吸收以模拟生理性胰岛素分泌模式。无针注射器将胰岛素高速输送到皮下组织，能比有针注射器在更大的区域内完成胰岛素注射，无针注射速效胰岛素类似物后可被更快吸收。以往的研究表明，与传统有针注射器相比，经无针注射门冬胰岛素被吸收更快速，缩短降血糖作用时间，其药代动力学和药效学（PK-PD）的差异是否可以外推至其他速效胰岛素类似物还需要进一步研究。以往的一项非随机研究评价了无针注射赖脯胰岛素的效果，但样本量较小。

（二）正葡萄糖钳夹试验

正葡萄糖钳夹试验已被公认为测定胰岛素敏感性的金标准，并在糖尿病及其治疗药物的研究中得到日益广泛且深入的应用。因此本研究旨在通过正葡萄糖钳夹试验来评价有针注射和无针注射两种不同注射方式下外源性胰岛素的降血糖作用，研究其药效学和药代动力学特征。

二、研究目的

通过随机、对照、交叉、正葡萄糖钳夹试验，评价无针注射与有针注射赖脯胰岛素的药效学及药代动力学差异。

三、研究机构及学者

重庆医科大学附属第一医院李启富教授。

四、研究设计

纳入符合以下条件的健康人群。

1. 健康男性、女性各 9 名。

2. 全面健康体检合格,肝、肾功能,血压及心电图检查正常。

3. 签署知情同意书,使用赖脯胰岛素观察药效学参数及药代动力学参数。

4. 试验设计。

试验设计方案如图 3-9。

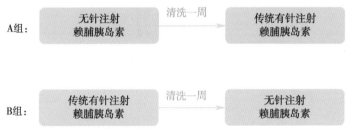

图 3-9 试验设计方案

【补充知识点·正葡萄糖钳夹试验特点】

同时输注可控浓度及速率的外源性胰岛素和葡萄糖(图 3-10),打破体内葡萄糖-胰岛素的负反馈调控,使血浆外源性胰岛素维持在较高浓度水平,而血糖维持在基础稳态水平;由于血浆外源性胰岛素的优势浓度抑制了内源性葡萄糖和内源性胰岛素的分泌,此时外源性葡萄糖输注速率等于外周组织的葡萄糖利用率,即可作为评价胰岛素抵抗的指标。

五、开展正葡萄糖钳夹试验的过程

每次试验持续 7 小时；前 4 小时每分钟、后 3 小时每 10 分钟抽前臂静脉血 0.2 毫升，立即检测血糖；根据血糖结果及时调整葡萄糖输注速率（GIR），使血糖维持在 4.5~5.5mmol/L。计算外源性 GIR 即可评价外源性胰岛素作用情况，GIR 越高，说明需补充的葡萄糖越多，也说明外源性胰岛素降血糖作用越强。

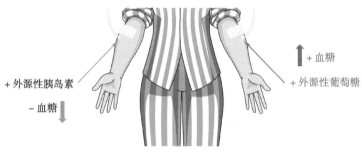

图 3-10　正葡萄糖钳夹试验示意图

六、试验结果

1. 正葡萄糖钳夹试验成功　无针注射、有针注射 2 组，正葡萄糖钳夹试验期间，血糖水平无显著差异，血糖值在 5.0mmol/L 上下小幅波动（图 3-11）。

2. 无针注射比有针注射 GIR 达峰时间显著提前　研究证明，无针注射速效胰岛素吸收更快，起效更迅速（图 3-12）。

3. 无针注射器注射胰岛素更符合生理胰岛素分泌模式　第一时相为高峰相，无针注射的第一时相更有利于餐后血糖平稳，无针注射器注射胰岛素更符合生理胰岛素分泌模式（图 3-13）。

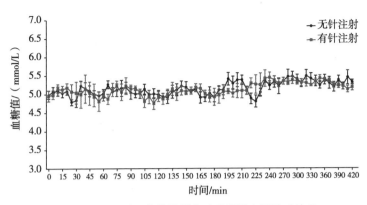

图 3-11 7 小时正葡萄糖钳夹试验期间血糖波动情况

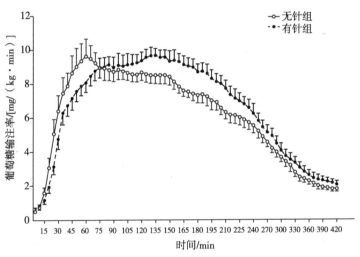

图 3-12 7 小时正葡萄糖钳夹试验期间 GIR 达峰时间情况

七、研究结论

1. 通过正葡萄糖钳夹试验证实了使用无针注射器注射速效胰岛素类似物,胰岛素药效没有受到影响。

2. 从药代动力学看,使用无针注射器注射速效胰岛素类似物,药物起效更快,降血糖作用更迅速,吸收相对稳定,血糖波动更小。

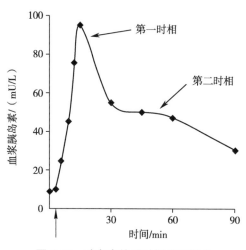

图 3-13　胰岛素的双时相分泌模式

【专家简介】

　　章秋,安徽医科大学第一附属医院内分泌科科主任,安徽医科大学第一附属医院伦理委员会副主任委员,安徽医科大学内分泌代谢病学系主任,安徽省卫生健康委员会内分泌代谢病质控中心主任。

【专家解读】

　　通过无针注射速效胰岛素类似物与有针注射的对比,验证了无针注射不会影响药物活性,且患者吸收更快,赋予药物更好的药代动力学曲线。同时,也证明注射方式的改变不仅仅是有针注射与无针注射的区别,更是带来了注射感受和胰岛素控制血糖效果的双重升级。针对本试验用到的赖脯胰岛素,无针注射具有吸收更快、起效更迅速、更贴近生理性胰岛素分泌模式的特点,因而也能更好地控制餐后血糖。

第三节

短效胰岛素的药效学及药代动力学临床研究及应用进展

一、研究背景

(一)胰岛素有针注射存在弊端

胰岛素皮下注射是最有效的糖尿病治疗手段之一。在欧洲和日本,大约88%和95%的糖尿病患者选择使用胰岛素笔进行注射。在美国,大约70%的患者愿意使用注射器,因为注射器比胰岛素笔的成本更低。由于使用胰岛素笔和注射器进行治疗涉及皮肤穿刺,势必引起疼痛与恐惧。对于有针头恐惧感的患者来说,皮下注射胰岛素治疗糖尿病的依从性较差。此外,有些患者由于经济原因、操作不便、忘记更换针头等原因,重复使用针头,引起皮下脂肪增生,影响胰岛素吸收。

(二)无针注射用于速效胰岛素类似物/短效胰岛素的效果有待验证

无针注射器将胰岛素弥散到皮下脂肪组织,效率超过90%的有针注射器和胰岛素笔,射流对糖尿病患者皮肤的损伤忽略不计。已有研究证实,与胰岛素笔相比,无针注射短效胰岛素和速效胰岛素类似物能在更短的时间内达到峰值,注射胰岛素的药代动力学(PK)更接近于餐后内源性胰岛素分泌。因此,本研究旨在验证无针注射与有针注射速效胰岛素类似物/短效胰岛素的效果差异。

二、研究目的

通过随机对照试验,评价无针注射器注射速效胰岛素类似物 / 短效胰岛素与有针注射相比,对 2 型糖尿病患者餐后血糖及血浆胰岛素水平的影响。

三、研究机构及学者

北京医院郭立新教授;北京协和医院肖新华教授。

四、研究设计

纳入符合以下条件的 T2DM 患者。

1. 60 例 T2DM 患者,HbA1c≤9.0%,BMI≤30kg/m²,使用速效胰岛素类似物、短效胰岛素观察餐后血糖值及血浆胰岛素水平。

2. 试验设计方案,见图 3-14。

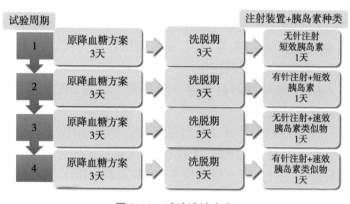

图 3-14　试验设计方案

五、试验结果

1. 无针注射速效胰岛素类似物有效控制餐后血糖

无针注射餐后 0.5 小时血浆胰岛素水平明显高于胰岛素笔

注射(图 3-15),无针注射更贴近生理胰岛素分泌模式,且餐后 0.5 小时血糖水平明显低于胰岛素笔注射(图 3-16)。

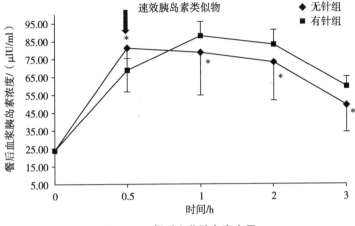

图 3-15 餐后血浆胰岛素水平

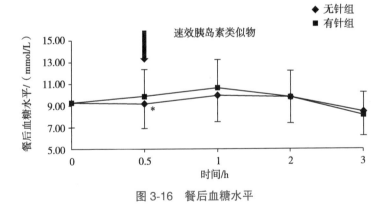

图 3-16 餐后血糖水平

2. 无针注射短效胰岛素有效控制餐后血糖 无针注射餐后血浆胰岛素水平在 0.5 小时、1 小时明显高于胰岛素笔注射(图 3-17),且餐后 0.5 小时和 1 小时、2 小时血糖水平均低于胰岛素笔注射(图 3-18)。

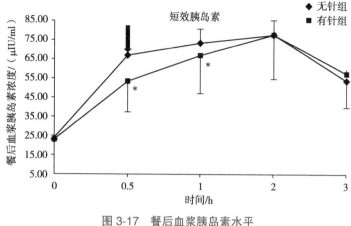

图 3-17　餐后血浆胰岛素水平

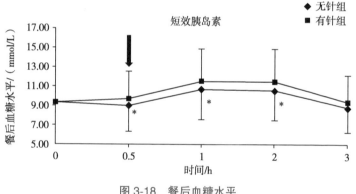

图 3-18　餐后血糖水平

六、研究结论

1. 无针注射器注射速效胰岛素类似物 / 短效胰岛素较有针注射相比,胰岛素吸收更快,起效迅速,更贴近生理性胰岛素分泌模式。

2. 无针注射餐后血糖控制更佳,平稳控制血糖,有效减少血糖波动。

3. 总胰岛素曲线下面积两组之间不存在统计学差异,

保证胰岛素吸收无差异。

【专家简介】

肖新华,中国医学科学院北京协和医院内分泌科主任医师,医学博士,教授,博士生导师,博士后指导教师。中国研究型医院学会糖尿病学专业委员会主任委员,中华医学会糖尿病学分会常委兼副秘书长。

【专家解读】

本试验在速效胰岛素类似物取得结论的基础上,通过观察无针注射短效胰岛素对 2 型糖尿病患者血糖水平的影响,进一步论证了无针注射短效胰岛素在 2 型糖尿病患者中也同样具有吸收快速、起效迅速、平稳控制血糖的优点。中国人的饮食中多碳水、多精粮,比如米、面、馍、饼、粉等,糖尿病患者餐后血糖的波动也较大,速效胰岛素类似物药代动力学曲线也不能完全匹配血糖波动。而本试验的结论无疑证明,无针注射能够将胰岛素的药代动力学峰值提前,以更好地控制餐后血糖波动,带来更好的餐后血糖水平,更适合中国人的饮食习惯。

第四节

长效胰岛素的药效学及药代动力学临床研究及应用进展

一、研究背景

现有研究表明,与有针注射相比,使用无针注射器注射短效胰岛素和速效胰岛素类似物可实现胰岛素更早达峰,显著降低血浆葡萄糖水平。然而,目前关于无针注射在基础胰岛素治疗患者中的应用研究较少。基础胰岛素是大多数指南推荐的一线胰岛素之一,甘精胰岛素是目前临床应用最广泛的基础胰岛素之一,因此本研究旨在评价无针注射器用于甘精胰岛素的药效学及药代动力学特征。

二、研究目的

通过随机对照、开放标签研究,在中国2型糖尿病患者中比较无针注射器与特充笔皮下注射甘精胰岛素的效果差异,评价无针注射在基础胰岛素治疗2型糖尿病患者中的有效性和安全性。

三、研究机构及学者

具体请见表3-6。

表3-6 研究机构与学者名录

序号	研究机构	学者
01	空军军医大学西京医院	姬秋和
02	西安交通大学第二附属医院	徐静
03	银川市第一人民医院	谢晓敏
04	西安市长安医院	刘建荣
05	西安市高新医院	贺清珍
06	陕西航天医院	杨文娟

四、研究设计

纳入符合以下条件的 T2DM 患者。

1. 63 例 T2DM 患者,每天甘精胰岛素总剂量≥12IU,且 <50IU,观察空腹血糖水平相当的情况下,甘精胰岛素剂量变化,评估患者疼痛程度。

2. 试验设计方案(图 3-19)。

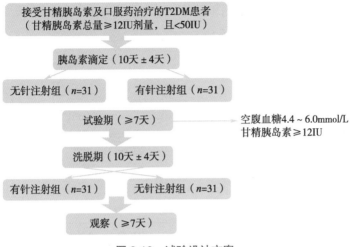

图 3-19　试验设计方案

五、试验结果

1. 无针注射减少甘精胰岛素使用剂量　两组空腹血糖水平相当（5.63mmol/L ± 0.51mmol/L，5.63mmol/L ± 0.54mmol/L，$P > 0.05$），无针注射较有针注射相比，胰岛素使用剂量减少 3.11IU/d（图 3-20）。

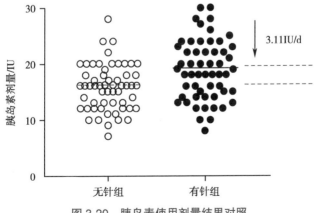

图 3-20　胰岛素使用剂量结果对照

2. 随着胰岛素剂量的增加,无针注射更节省甘精胰岛素使用剂量(图 3-21)。

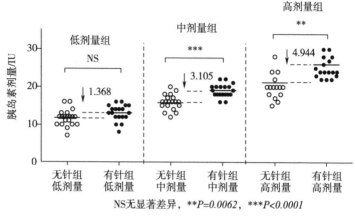

NS无显著差异,**P=0.0062,***P<0.0001

图 3-21　不同剂量组胰岛素使用剂量结果对照

3. 无针注射显著降低患者恐惧(图 3-22)。

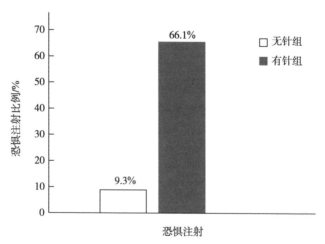

图 3-22　恐惧注射比例结果对照

4. 无针注射显著减轻患者疼痛(图 3-23)。

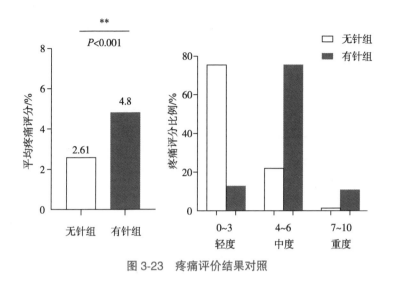

图 3-23 疼痛评价结果对照

六、研究结论

1. 在空腹血糖水平相当的情况下,无针注射可有效节省胰岛素使用剂量,并且剂量节约效应随胰岛素剂量增加而增大。

2. 避免患者注射疼痛和恐惧感,提高满意度和依从性。

【专家简介】

姬秋和,空军军医大学西京医院内分泌内科主任,教授,博士生导师。中华医学会糖尿病学分会副主任委员,全军内分泌代谢科疾病专业委员会副主任委员,中国医师学会内分泌代谢科医师分会常务委员。

【专家解读】

随着胰岛素注射装置的不断发展革新,无针注射器以其操作简单、没有针头、外形精致而受欢迎。无针注射器在国外使用时间较长,应用也较为广泛,与传统的有针注射方法相比,无针注射具有刺痛小、药物吸收好、不会产生交叉感染、患者可以自行注射等优点,特别适用于需长期自我给药的患者。本研究证实无针注射用于基础胰岛素尤其是甘精胰岛素,可节省胰岛素使用剂量,减小患者经济负担;同时也可以减少因高胰岛素剂量注射带来的不良反应,从而提高患者依从性。

无针注射器结构展示及临床应用

第一节

无针注射器结构展示及配套部件简介

　　无针注射器只能与指定药管、接口配套使用，以用于不同类型胰岛素的注射。关于注射部位以及相关限制请参考本章第二节无针注射器适用注射部位简介。

使用设备前请仔细阅读下列内容：

1. 无针注射器须专人专用，严禁多人混用，以免发生交叉感染。

2. 请按照厂商规定的使用方法使用无针注射器，请勿使用非正规厂商制造的耗材。

3. 当注射器给儿童、残疾人或患者使用时，需要有成人在旁监护；在有儿童、残疾人或自理困难的患者的环境中使用时，请放到他们无法触及的地方。

4. 严禁将无针注射器放于过冷或过热的物体表面，以免产品发生故障。

5. 如果在使用过程中发现无针注射器不正常或部分零部件损坏，请勿再次使用，如不慎从高处跌落或落入水中，发生以上情况时，请第一时间联系厂商。

6. 无针注射器使用过后产生的耗材等医疗垃圾，请按照当地适用法规进行处置。

一、结构展示（图 4-1）（图 4-2）

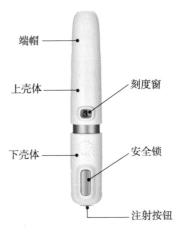

图 4-1　无针注射器结构展示（一）

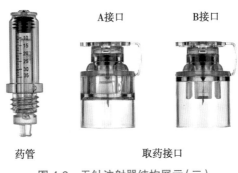

图 4-2　无针注射器结构展示（二）

1. **端帽**　保护药管前端部分，避免污染。

2. **刻度窗**　显示需要注射剂量，窗口中的数字代表胰岛素的国际注射单位。

3. **安全锁**　防止注射按钮被误操作，只有在安全锁按下时注射按钮才可以工作。

4. **注射按钮**　注射的启动按钮，按下时药液瞬间注射到皮下。

5. **药管** 药管是装载和注射药物的容器以 U100 胰岛素为例,最大单次可吸取 0.35 毫升(35IU),单次注射量 0.04~0.35 毫升(4~35IU)。

6. **活塞**(与药管配套) 在药管内起到密封的作用。

7. **取药接口** 通过取药接口可以把药瓶中的药品吸取到药管内,其中不同的取药接口适配不同的胰岛素。

(1)A 接口对应的常见胰岛素。

诺和锐(门冬胰岛素注射液)

诺和锐特充(门冬胰岛素 30 注射液)

诺和灵 R(生物合成人胰岛素注射液)

诺和灵 N(精蛋白生物合成人胰岛素注射液)

诺和灵 30R(精蛋白生物合成人胰岛素注射液)

诺和灵 50R(精蛋白生物合成人胰岛素注射液)

诺和平(地特胰岛素注射液)

来得时(甘精胰岛素注射液)

诺和达(德谷胰岛素注射液)

诺和维(德谷门冬双胰岛素注射液)

(2)B 接口对应的常见胰岛素。

优泌乐(赖脯胰岛素注射液)

优泌林 NPH(精蛋白锌重组人胰岛素注射液)中效型

优泌林 R(重组人胰岛素注射液)常规型

优泌林 70/30(精蛋白锌重组人胰岛素混合注射液)

优泌乐 25(精蛋白锌重组赖脯胰岛素混合注射液)

优泌乐 50(精蛋白锌重组赖脯胰岛素混合注射液)

甘舒霖 R(重组人胰岛素注射液)

甘舒霖 30R(30 70 混合重组人胰岛素注射液)

甘舒霖 50R(混合重组人胰岛素注射液)

长秀霖(重组甘精胰岛素注射液)

速秀霖(重组赖脯胰岛素)

速秀霖 25(精蛋白锌重组赖脯胰岛素混合注射液)

联邦胰岛素优思灵（精蛋白重组人胰岛素注射液）

【专家简介】

董颖越，中国医学科学院北京协和医院内分泌科护士长。中华护理学会糖尿病护理专业委员会委员兼秘书，北京护理学会内分泌专业委员会副主任委员，白求恩精神研究会内分泌和糖尿病学分会理事。

【专家解读】

初代胰岛素注射笔针头长达 12.7 毫米，后来逐渐演变得更短更细，2010 年起针头 4 毫米的胰岛素注射笔广泛应用到临床。针头越短，胰岛素越不容易注射到肌层；针头越细，注射疼痛感就会越小，同样却也增加了断针风险。无针注射器没有针头，依靠压力将胰岛素注射到皮下脂肪层，0.14 毫米的孔径也大大减轻了糖尿病患者的注射痛苦。当然，无论是有针注射还是无针注射，都必须严格根据临床指导更换针头／药管，以避免空气或污染物进入或药液渗出，同时也要经常轮换注射部位，减少脂肪代谢障碍组织的形成，从而减少胰岛素吸收不稳定。

第二节
无针注射器适用注射部位简介

无针注射适宜的注射部位广，包括腹部、大腿外侧、上臂外侧和臀部外上侧。其中腹部是最常见的注射部位（耻骨联合以上约 1 厘米，最低肋缘以下约 1 厘米，脐周 4 厘米以外的双侧腹部。图 4-3）。

1. **腹部** 宜选择脂肪较多、皮肤松软，距脐周 4 厘米处的部位注射。

2. **上臂外侧** 硬皮病患者、上臂肌肉较多患者推荐腹

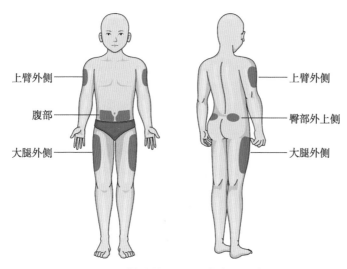

图 4-3　无针注射器适用注射部位示意图

部或上臂外侧靠后有脂肪的部位注射。

3. 其他部位　当患者腹部注射比较困难时,可选择在大腿、上臂或臀部外上侧和大腿外侧。如果在某些特定时期内(如妊娠)不宜注射时,可在医生指导下为患者转由其他部位进行注射。

【补充知识点·不同注射部位的选择】

(1) 腹部:耻骨联合以上约 1 厘米,最低肋缘以下约 1 厘米,脐周 4 厘米以外的双侧腹部,越靠近腰部两侧(即使是肥胖患者),皮下组织的厚度会变薄,容易导致肌内注射。

(2) 臀部:应选择臀部上端外侧部位。因为即使是少儿患者或身材偏瘦的患者,该部位的皮下组织仍然丰富,可最大限度降低肌内注射的危险性。

(3) 大腿:选择其上端外侧,而不要选择膝盖附近的部位,这是因为大腿上端外侧的皮下组织较厚,离大血管和坐骨神经也较远,注射导致外伤的概率较低。

(4) 臀部:可选择侧面或者后侧部位,该部位皮下组织较

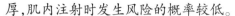

厚,肌内注射时发生风险的概率较低。

（5）妊娠期妇女的注射部位:医护人员利用常规胎儿超声检查,对患者腹部皮下脂肪进行评估,并据此给予注射建议。目前,在缺乏前瞻性研究的情况下,推荐如下:妊娠伴有糖尿病(包括任何类型的糖尿病)的患者,若继续在腹部注射,应捏皮注射;妊娠期的后三个月应避免在脐周注射;妊娠后期内如有剖宫产手术风险者,建议避免在腹部注射。可在侧腹部捏皮注射。

【专家简介】

李君,北京大学第一医院内分泌科护士长,护理硕士,国家二级心理咨询师。中华护理学会糖尿病护理专业委员会青年学组组长,中华医学会糖尿病分会糖尿病教育与管理学组秘书,北京护理学会内分泌专业委员会委员,白求恩精神研究会内分泌和糖尿病分会理事。

【专家解读】

无针注射给药应选取皮下组织较为丰富的部位,这些部位包括:腹部、大腿外侧、上臂外侧和臀部外上侧,无论在哪个部位进行注射,均应遵循"大轮换小轮换"原则。

第三节
无针注射胰岛素临床应用

一、无针注射胰岛素操作前的准备

1. 确认注射剂量。

（1）注射前一定要先确定注射剂量,正确的注射剂量请谨遵医嘱。刻度窗口显示的数字是对应浓度为 U100 的胰岛素药品的国际单位,例如:指示数字为 18,则注射剂量为 18 个国际单位（IU）。

（2）对于其他浓度类型的胰岛素,刻度窗口显示的数字必须经过计算才能转换为国际单位;换算方法参见表 4-1。

表 4-1　不同浓度胰岛素临床无针注射剂量换算表

胰岛素浓度类型	胰岛素注射剂量	换算公式	无针注射所需剂量
U100 浓度胰岛素	1IU	U100 剂量 /1= 无针注射剂量	1.0IU
U40 浓度胰岛素	1IU	U40 剂量 ×2.5= 无针注射剂量	2.5IU
U200 浓度胰岛素	1IU	U200 剂量 /2= 无针注射剂量	0.5IU
U300 浓度胰岛素	1IU	U300 剂量 /3= 无针注射剂量	0.3IU
U500 浓度胰岛素	1IU	U500 剂量 /5= 无针注射剂量	0.2IU

2. 操作前的评估准备。

（1）医生下达医嘱后,进行双人核对。

（2）责任护士评估患者。

A. **一般情况评估。**

a）对患者年龄、血糖水平、进食情况、病情、单次注射胰岛素剂量、对胰岛素注射治疗的认知程度、合作程度、意识状态等进行评估。

b）评估患者心理反应,提前告知无针注射相关信息,请患者放松,保证注射部位松弛。

B. **注射部位评估。**

a）因无针注射吸收快速,注射身体各部位没有明显差异。

b）对于硬皮病、上臂肌肉较多的患者推荐腹部或上臂外侧靠后有脂肪的部位注射。

c）当患者腹部注射比较困难时,可选择在大腿、上臂或臀部外侧注射。

C. **皮肤完整性评估:**观察局部皮肤有无红、肿、热、痛等感染症状,有无破溃、皮疹、脂肪增生、皮下血肿等。

评估后准备无针注射器等相关物品,携带准备好的物品至患者床旁进行注射。(注射相关物品包括无针注射器、药管、取药接口、医嘱执行单、治疗车、洗手液、70%~80% 乙醇溶液、无菌棉签、锐器盒、污物桶、标识签及标识用笔。)

扫码看视频、学评估

【专家简介】

李敏,中国医科大学附属第一医院内分泌与代谢病房护士长。中华护理学会糖尿病专家库成员,辽宁省内分泌护理学会青委会主任委员,辽宁省内分泌护理学会副主任委员。

【专家解读】

无针注射器的规范操作,能助力糖尿病专科护士快速精准地掌握注射方法和技巧,让患者获得更舒适的诊疗体验。从糖尿病专科护士方面,有效降低不当操作造成的重复操作而使得诊疗效果提高;从患者方面,缓解了其心理压力,提高对无针注射的认知程度,更积极地配合无针注射治疗。同时,也建立了护患双方的信心。

二、无针注射胰岛素操作中的规范流程

1. 安装药管

(1)取出注射器,摘掉注射器的端帽(图 4-4)。

注意:端帽的摘除,要通过向侧方位用力将端帽从注射器壳体上进行摘除。

(2)取出药管,将药管有螺纹的一端插入注射器的头部并旋转拧紧(图 4-5)。

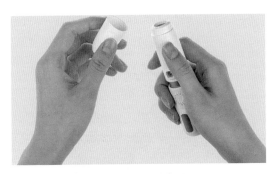

图 4-4　安装药管步骤一

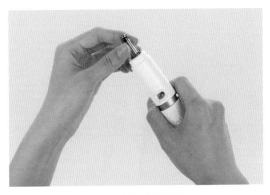

图 4-5　安装药管步骤二

注意:在安装药管的时候,不要让任何物品接触药管的头部,避免污染,保证无菌状态。

2. 加压　两手分别握住注射器上下壳体,向箭头方向相对旋转注射器的上下壳体(图 4-6),直到听到"啪"的提示声响,注射按钮和安全锁同时弹起,即表明加压完成。

注意:加压是将注射器调整到可注射的状态(图 4-7)。当听到注射按钮弹起的声音后,不可再继续旋转注射器,否则将导致注射器的损坏。

3. 吸取药物同时调整注射剂量

(1) 取出适合的取药接口,以无菌方式从外包装中取

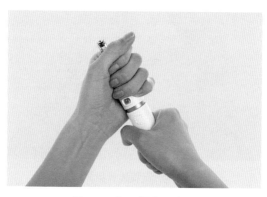

图 4-6　加压操作示意图

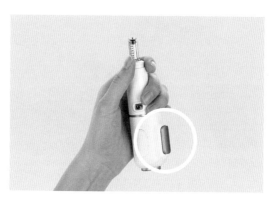

图 4-7　注射按钮处于弹起状态

出取药接口,将取药接口有针一端刺入胰岛素药瓶胶塞中,用力连接到位、压紧(图 4-8)。注意:插入时一定要将药管插紧并卡在取药接口内,然后适当旋转药瓶确保取药接口的针刺破药瓶的胶塞与药液贯通。

(2)将取药接口另一端装卡到药管上:打开取药接口密封盖,与药管顶端连接。同时,注意不要污染药管顶端,使其处于无菌状态,确保连接紧密(图 4-9)。注意:如果使用预混胰岛素,请在取药前将胰岛素摇匀。

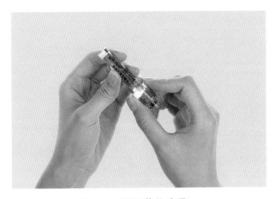

图 4-8　吸取药物步骤一

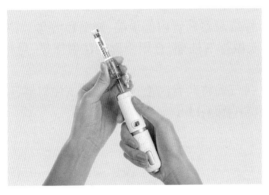

图 4-9　吸取药物步骤二

（3）将无针注射器垂直,刻度窗口位置保持在与双眼水平状态,向箭头方向旋转注射器下壳体,将胰岛素吸入药管内,同时,观察刻度窗口读取数值是需要注射的胰岛素剂量;取下取药接口,盖好密封盖,即完成取药(图 4-10)。

注意:在吸取药液时,为了避免吸入空气,尽量使药管竖直向上。无针注射器(QS-P)单次的最大注射剂量为 35个单位(IU),如果在调整剂量时超过了 35 单位(IU),将导致注射器的严重损坏。如果需要注射超过 35 个单位,请分两次注射,每次注射 35 个单位(IU)以下。

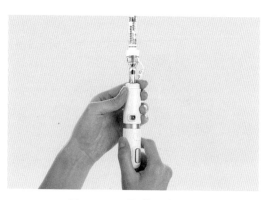

图 4-10　吸取药物步骤三

4. 排气

（1）仔细观察药管内部顶端、侧壁和活塞，如果发现附着气泡，应做排气处理，否则将影响注射质量，导致注射后皮肤疼痛。

（2）排气前将药管向上，用手掌拍击注射器，使气泡流向药管顶端（图 4-11）。

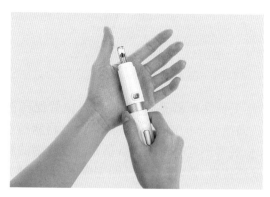

图 4-11　排气步骤一

（3）垂直注射器，然后向取药相反的方向旋转下壳体，将气泡彻底排出。气泡排出后如果药品不足请重复取药过程，将不足的药品充到药管内（图 4-12）。

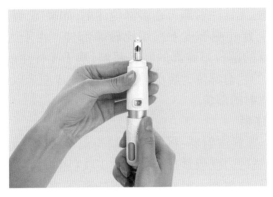

图 4-12　排气步骤二

　　注意:为避免取药排气后药量不足造成重复取药,建议每次取药的剂量应超过注射剂量 1~2 个单位(IU)但不超过注射器单次最大注射剂量,使得排气后达到准确的注射剂量;最后用无菌干棉签擦净药管顶端的液体。

　　5. 消毒　确定注射部位后,使用棉签或棉片蘸取浓度 70%~80% 的酒精进行消毒;以穿刺点为中心,由内向外旋转消毒,消毒部位直径应大于 5 厘米,待干即可进行注射(图 4-13)。

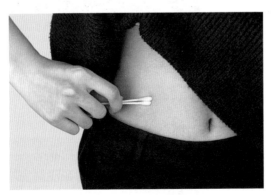

图 4-13　消毒操作示意图

注意:无针注射器可在多部位注射,如腹部、臀部、大腿外侧及上臂外侧等皮下组织比较厚部位。由于人体皮下组织最厚的部位是腹部的肚脐两侧,基于无针注射器的原理,推荐的注射部位为腹部的肚脐两侧 4~5 厘米以外,应避开上次注射的部位。

6. 注射

(1)握紧注射器:将药管顶端与消毒后的注射部位垂直,用合适的力度顶紧并充分接触皮肤(图 4-14)。

注意:注射器一定要垂直于皮肤表面,并用力将药管顶部顶住皮肤,使药管顶端与皮肤压紧。

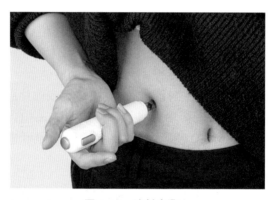

图 4-14　注射步骤一

(2)充分放松腹部肌肉:注射时用示指按下安全锁,用拇指按压注射按钮。当听到清脆的提示声响,保持注射按压状态至少 3 秒,拿开注射器后使用干棉签继续按压注射部位 10 秒,药液注射即完成(图 4-15)。

注意:整个过程要保持腹部肌肉放松状态。为了保护注射器和避免误操作对人造成危害,请在注射完毕后不要将药管取下,在下次使用前更换新的药管。注射按压力度取决于患者皮下脂肪厚度、患者皮肤角质层的厚度、患者胰

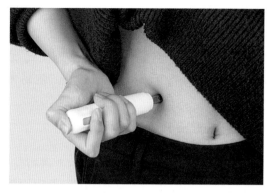

图 4-15　注射步骤二

岛素注射剂量等因素,可以通过调整注射剂量及注射部位进行自我注射。

 扫码看视频,学操作

【专家简介】

　　莫永珍,南京医科大学附属老年医院护理部主任,主任护师,医学硕士,硕士生导师。中华护理学会糖尿病护理专业委员会副主任委员,中国老年医学学会老年医疗机构管理分会委员,江苏省护理学会糖尿病护理专业委员会主任委员。

【专家解读】

　　随着各种操作规范指引的不断修正和发布,医护人员对于注射技术操作的重视度不断提高,从而给患者带来更规范的注射指导,使患者注射胰岛素无论从针头重复使用、部位轮换还是注射手法以及无针注射器使用的规范操作上都有了很大的进步。随着新型胰岛素注射类器具的广泛使用,如何通过教育,让糖尿病患者更好执行注射操作,是医护人员,尤其是糖尿病专科护士面临的挑战,我们会继续努力致力于患者的教育,让每一天都是"胰岛素规范注射日"。

三、无针注射胰岛素后的处理

1. 药管拆除　注射后的药管应向右方进行旋转,使其从上壳体脱离至胶塞位于药管居中位置,稍用力侧方位掰除,药管摘除完毕,即可按照医疗垃圾处理。

2. 注射后异常处理　注射后不要用手挤压注射部位,如注射后出现皮肤突起,应在下次注射时加大注射器药管顶端按压皮肤的力度。对不同体质的人群,注射后的表现会有差异,注射部位可能出现小红点或小血滴的情况,均属正常现象。

【补充知识点·减轻红点或小血滴出现的技巧】
- 注射时注射部位必须保持完全放松。
- 注射时增加注射器药管顶端按压皮肤的力度。
- 延长注射后保持注射状态的时间。
- 注射完毕后迅速用干的医用棉签按压注射部位。

【专家简介】
　　李阳溪,中日友好医院大内科副科护士长,内分泌科护士长,中日友好医院护理内科教研室主任,护理专科委员会副主任委员。中华护理学会糖尿病护理专业委员会委员兼秘书,北京护理学会内分泌专业委员会青年委员。

【专家解读】
　　规范注射技术对糖尿病患者血糖及早达标的重要性不言而喻,这不仅影响胰岛素给药剂量的精准性,也会影响胰岛素在人体内作用的发挥。注射技术不规范,患者即使用了再好的胰岛素、再先进的无针注射器,也无法控制好血糖。医务人员应给患者起"带头作用",严格遵守注射技术规范,并指导患者学会使用无针注射器。

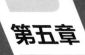

第五章 无针注射胰岛素常见问题及预防

第一节
无针注射胰岛素准备阶段常见问题原因及预防

一、取药接口与胰岛素连接不畅

1. 选错接口类型。

（1）接口分类：A 接口和 B 接口。

（2）接口包装有不同的对应标识，选择正确的取药接口。A 接口适配塑料螺纹头部的胰岛素和预填充的胰岛素；B 接口适配头部金属包皮的胰岛素。不同接口对应的常见胰岛素可参见第四章第一节中相关内容。

2. 塑料取药接口不能刺破胰岛素胶塞　塑料接口连接胶塞时需要旋转胰岛素药管，使取药接口尖端更易刺破胶塞。

3. 重复使用取药接口　多次使用的取药接口，会导致尖端弯曲无法进行穿刺操作。避免多次使用取药接口，使用钢针取药接口则可以轻松顺利刺入胶塞。

具体归纳如表 5-1。

表 5-1　取药接口与胰岛素连接不畅的原因与建议

原因	建议	推荐等级
选错取药接口类型	选择正确的取药接口,并连接到底	A
塑料取药接口不能刺破胰岛素胶塞	塑料接口连接胶塞时需要旋转胰岛素药管,使取药接口尖端更易刺破胰岛素胶塞	A
取药接口多次使用,导致尖端弯曲无法进行穿刺	避免多次使用取药接口,使用钢针取药接口	A

扫码看视频、学操作

二、加压无效

1. **掌握正确的加压手法**　在使用中按照使用说明书操作,听到加压成功提示音(安全锁及注射按钮同时弹起的清脆声响),加压完成。

2. **按照规范的步骤进行操作**　混淆错乱的步骤有可能导致加压无效,甚至无法加压等现象的产生。

注意:加压操作中,确保手持旋转注射器的正确手法;当安全锁与注射按钮同时弹起表示加压完成。

具体归纳如表 5-2。

表 5-2　加压无效的原因与建议

原因	建议	推荐等级
加压手法错误	注意获取加压成功的提示	A
未按规范加压	严格规范操作	A

扫码看视频、学操作

三、吸取胰岛素过量或不足

1. 取药时无针注射器未垂直,除不利于取药操作外,也可能使药管未正确安装造成滑脱。

2. 刻度窗口没有与视线保持水平,造成药量的准确观察和确认容易产生误差,取药过量或不足。

具体归纳如表 5-3。

表 5-3 吸取胰岛素过量或不足的原因与建议

原因	建议	推荐等级
取药时无针注射器未垂直	取药时无针注射器呈垂直状态	A
取药时没有仔细观察刻度窗口	视线应与刻度窗口水平,仔细观察刻度窗口	A

扫码看视频、学操作

四、吸取大量空气

1. **取药速度过快** 取药速度过快时,极易将空气吸入取药器内,产生气泡。例如,生活中快速将啤酒倒入杯中,而实际杯中的酒却没有倒满,这是因为速度过快,将更多的二氧化碳倒入了杯中,产生大量的泡沫。在取药过程中,应采取匀速取药的方式,将药剂吸入到取药器。

2. 胰岛素瓶中的剩余药量不足　每次取药前观察、确认胰岛素药瓶的药量,过少的剩余药量取药时容易把大量的空气吸入取药管内,也不会达到取药需求量,而需要重复取药。

五、排气不成功

1. 排气手法不规范　排气过程中动作的不规范,造成离心力不足,无法用合适的力度将气泡排出。操作中,应一手握住注射器下端,一手摊开,将有气泡的一面朝向摊开的手心,用合适的力度和频率于手掌心拍打注射器,使气泡上浮聚集至药管顶端后排出。

2. 气体未排净　在排气后特别注意药管顶端外是否有液滴溢出,有液滴溢出即表示排气成功;如无液滴,应检查上述排气操作的有效性。

具体归纳如表5-4。

表5-4　排气不成功的原因与建议

原因	建议	推荐等级
排气动作不规范,离心力不够	规范排气动作:一手握紧注射器下端,一手摊开,把有气泡的一面对向手心,使用恰当力度及频率于手掌心拍打注射器,使气泡上浮顶端后排出	B
排气后,没注意观察药管顶端有无液滴	等气泡排出直至有液滴冒出药管表示排气结束	C

 扫码看视频、学操作

【专家简介】

邢秋玲,天津医科大学朱宪彝纪念医院主任护师,硕士生导师,天津市百名护理精锐。中华护理学会糖尿病护理专业委员会副主任委员,中华医学会糖尿病学分会教育与管理学组副组长,天津医科大学护理学院专家组成员。

【专家解读】

无针注射技术在我国应用年限较短,仍然有较多临床医务人员对其缺乏了解。为了使这项技术在我国得到广泛应用,在医务人员及患者中间发挥最大效果,加快糖尿病护理专业向同质化发展的步伐,全国学者对无针注射技术进行了大量临床研究,证实了其在胰岛素注射方面的有效性、安全性以及技术的优越性。同时,指引的发布也能帮助我们深入了解并掌握无针注射器的使用规范,强化无针注射器维护及故障排除能力,提升自身与团队能力,为糖尿病护理事业的发展献出自己的光和热。

第二节

无针注射胰岛素操作后常见问题原因及预防

一、注射后漏液

1. 排气后需要检查药管前端存留的液滴,并擦拭干净。

2. 消毒液未待干　注射部位的消毒液未待干,附着在皮肤表面,注射后就会疑似有漏液。

3. 注射部位选择不当　按照规范应选择肌肉松弛且脂肪较多的部位注射,易于弥散进入皮下药液的吸收。

4. 注射角度未垂直　注射时注射器与注射部位呈垂直状态,不规范的注射手法将大大降低注射的成功率。

5. 注射后注射器按压在皮肤的时间过短、力度不当无针注射是靠压力弥散方式注射,如果注射后将注射器脱离皮肤的时间过早,药剂未完全释放并注射到皮下,所以就容易造成有漏液的产生。

注意:出现漏液问题时要分析原因,根据不同原因采取不同措施。

具体归纳如表5-5。

表5-5　注射后漏液的原因与建议

原因	建议	推荐等级
排气后未擦拭药管前端液滴	注射前擦拭药管顶端的液滴	A
消毒液未待干	消毒皮肤后完全待干再进行注射	A
注射部位选择不当	选择松弛且脂肪较多的注射部位	B
注射角度未垂直	规范操作,注射器与注射部位呈90°	B
按压力度不当	保持合适的按压力度,药管前端贴紧注射部位	D

扫码看视频、学操作

二、皮肤红点

1. 未轮换部位注射　在同一个部位连续注射或注射部位间距过小,都有可能出现皮肤红点现象。注射时,有计划地进行注射部位的轮换,可以避免皮肤组织创伤。可将注射部位分区管理:划定4个等分区域(大腿或臀部可分为2个等分区域),每周使用1个等分区域并始终按顺时针方向轮换。在任何一个等分区域内注射时,连续2次注射应间隔1厘米(大约1个成人手指宽度)。这样就给已经注射过胰岛素的部位一个良好的恢复周期。

2. 操作手法不规范　如药管压紧皮肤的力度较小、悬空或不垂直等现象,注射器顶端与皮肤间可移动的空间加大,瞬间注射的推动力容易造成皮肤表面红点,因此,规范的注射尤为重要。

3. 个体差异的影响　如患者皮肤角质层薄。针对此类患者,提前告知注射后出现红点属于正常现象,将在短时间内消退,做好患者恐慌心理的预管理工作。

具体归纳如表5-6。

表5-6　皮肤红点的原因与建议

原因	建议	推荐等级
未轮换部位注射(同1个部位连续注射或注射部位间隔距离过小)	规范操作,做好注射部位的轮换,将注射部位分为4个等分区域(大腿或臀部可分为2个等分区域),每周使用1个等分区域并始终按顺时针方向轮换。在任何1个等分区域内注射时,连续2次注射应间隔至少1厘米(大约1个成人手指的宽度),有计划地进行部位轮换,以避免组织创伤。	A
与操作手法以及注射时药管未压紧皮肤有关	规范操作手法	A
个体差异(如患者皮肤角质层薄)	告知皮肤角质层薄的患者,注射后皮肤红点为正常现象,减轻患者心理压力	C

扫码看视频,看如何解决红点

三、皮肤出血或瘀斑

1. 患者个体差异因素

（1）患者皮肤角质层比较薄，受外力刺激后易出血，属正常现象，平时使用温和无刺激性的护肤产品，注意皮肤保湿，多吃富含维生素的蔬菜和水果，避免辛辣饮食，并采取防晒措施。

（2）毛细血管丰富程度。较大的冲击波碰到毛细血管，就会导致出现血液渗出现象，因此，在注射时尽可能避开毛细血管较为丰富的部位，降低注射后出血或瘀斑的概率。

（3）患者服用了抗凝药物，使用抗凝药物就会出现毛细血管的渗血。

2. 操作手法不规范
包括操作步骤、角度、力度等不规范因素。注射之前做好注射部位评估，例如，脐周的毛细血管是相对丰富的，越到边缘的位置可能会比脐周稍好一些，也要根据日常经验积累进行针对选择。

3. 注射后按压时间短
按照规范注射后可增加按压时间至 10 秒左右。

具体归纳如表 5-7。

表 5-7　皮肤出血或瘀斑的原因与建议

原因	建议	推荐等级
患者个体差异	根据自身体质或用药情况（如抗凝药物）适当延长按压时间	B
冲击波碰到毛细血管	注射前评估注射部位，避开毛细血管	B
注射后按压时间不够	注射完成后保持注射时原有力度停留 3 秒后移开注射器，使用干棉签继续按压至少 10 秒	B

【专家简介】

李彩宏,清华大学附属北京清华长庚医院主管护师,糖尿病个案管理师,个案管理师组护士长。中华护理学会糖尿病护理专业委员会青年委员兼秘书,北京护理学会内分泌专业委员会青年委员会副组长,北京糖尿病防治协会副秘书长。

【专家解读】

无针注射胰岛素可缓解糖尿病患者心理性胰岛素抵抗,提高胰岛素治疗依从性。然而,患者在自我注射过程中由于操作不规范而出现皮肤红点、出血或瘀斑等问题,也会对无针注射产生顾虑,无针注射技术的普及还有很长的路要走。《糖尿病患者胰岛素无针注射操作指引》的发布,为广大医护人员提供了临床操作和患者自我注射指导的范本,各级医疗机构应将无针注射操作技术纳入胰岛素注射相关技能培训范畴,糖尿病专科护理门诊应为患者提供规范无针注射支持,从而有效预防因操作不规范导致的注射问题,让患者获得更好的注射体验,充分发挥无针注射的优势,让患者享有"温柔注射"。

四、疼痛

1. **患者精神紧张,造成心理恐惧感的增加**　每个人的疼痛感是不同的,这就需要加强对于无针注射个性化的宣教、演示及心理辅导,必要的时候采用同伴支持的方式缓解压力。

2. **注射部位选择不当,注射部位评估不到位**　建议选择脂肪多且松软的部位,注射弥散效果好且不会对皮下注射部位产生较大的冲击力,不会有更大的疼痛感。

3. **注射角度和按压力度把握不当,需要引起高度重视**　注射前一定要掌握正确的注射操作规范,吸取护士宣教内容,与同伴交流经验,减少操作误差,降低注射引起的疼痛感。

4. 药管中含有气体　主要体现在排气过程的不彻底，注射前一定要确保正确的排气步骤和要领，将药管中多余的气体排净。

5. 药管密闭性不达标　主要原因在于药管重复使用，降低了药管密闭性，建议按照说明书要求更换药管。

具体归纳如表 5-8。

表 5-8　疼痛的原因与建议

原因	建议	推荐等级
注射部位选择错误	选择正确的注射部位及脂肪较多且松软的部位	B
患者紧张	嘱患者保持合适体位，放松注射部位	B
注射角度、力度不当	使药管前端垂直贴紧注射部位，过深或过浅都会引起注射疼痛	B
药液中有气泡	排出多余的气泡	A
药管密闭性不达标	按说明书要求更换药管，避免多次使用药管，导致药管密闭性降低，没有足够的注射压力，引发疼痛	A
患者心理状态	加强个性化宣教、心理辅导，必要时采用同伴教育的方式缓解压力	B

五、感染

实际上，在无针注射中发生感染的概率是非常低的，在此提及是为可能出现这些情况的患者提供一个更好的解决路径，在临床使用过程中，更大限度地规避可能发生感染的原因。

1. 药管未专人专用　近些年来公共卫生事件频发，胰岛素直至 2003 年才纳入医保报销范围。2019 年新型冠状病毒肺炎的暴发让医护人员及群众意识到感染风险防控的重要性,不能多人共用、混用药管。

2. **皮肤有感染**　在使用注射器前要严格评估皮肤情况,正确选择注射部位,禁止在有感染的皮肤处进行注射。

3. **皮肤消毒不规范**　重点关注患者自行消毒的操作,避免走形式、走过场的操作,因为不了解消毒的重要性,可能导致感染的风险。

4. **药管重复使用**　部分患者考虑经济成本重复使用药管,但是如果超过了使用说明要求的期限和范围时,感染风险发生的概率则会大幅升高,尽可能规避重复使用的现象,造成感染就得不偿失了。

5. **安装药管时前端污染**　在安装药管前,认真阅读说明书,掌握操作技巧、注意事项及污染后的处理方法,正确的药管持握、安装力度和手法,能有效避免药管前端污染。

6. **耗材过期**　使用前确认好耗材的有效期限,包括取药接口的密封、胰岛素有效期情况的检查确认。同时,禁止超时、超次使用耗材,并将其存放于通风阴凉处,采取左进右出方式使用,不使用过期及非密封耗材,杜绝感染隐患。

预防感染六步口诀
专人专用最推荐,注射部位勿感染。
皮肤消毒要规范,药管复用存风险。
安装避让管前端,检查效期很关键。

具体归纳如表5-9。

表5-9　感染的原因与建议

原因	建议	推荐等级
药管未专人专用	无针注射器专人专用,不能多人共用、混用	B

续表

原因	建议	推荐等级
皮肤有感染	严格评估皮肤,正确选择注射部位,禁止在感染皮肤处注射	B
皮肤消毒不规范	严格规范皮肤消毒方法	B
药管重复、超时使用,耗材过期,未密封	严格按照说明书使用药管,禁止超时、超次使用;耗材放置在通风阴凉处,左进右出使用,不使用过期、非密封耗材	A
安装药管时前端污染	安装药管时避免污染药管前端	A
胰岛素注射液的取药接口未密封、胰岛素过期使用等	使用有效期范围内胰岛素、使用密封取药接口	B

【专家简介】

陶静,华中科技大学同济医学院附属同济医院内分泌科护士长,副主任护师,护理学硕士。中华医学会糖尿病学分会糖尿病教育管理学组委员,湖北省护理学会糖尿病专业委员会常委兼秘书,武汉市护理学会糖尿病专业委员会副主任委员,中国医疗保健国际交流促进会基层卫生分会糖尿病专家委员会学组委员,全国内分泌胰岛素泵培训认证项目执行委员会导师。

【专家解读】

目前临床上较为常见的胰岛素注射装置包括:胰岛素注射笔、胰岛素专用注射器、胰岛素泵及无针注射器。这4种注射装置优缺点明显,其中胰岛素注射笔剂量精准,免去抽取药液的过程,携带使用方便,且针头细小,可以帮助患者减轻注射疼痛感,但使用不同类型胰岛素,不能自由配比,除非使用预混胰岛素,否则需要分次注射;胰岛素专用注射器价格便宜,按需混合胰岛素,但其携带和注射均不方便;胰岛素泵能够模拟人体胰岛素生理性分泌模式,操作简便,但其价格昂贵,设置较复杂,患者活动受限,一次性购买投入及耗材费用高;无针注射器在临床中可以有效避免患者对针头的恐惧感,且药液分布广泛,扩散迅速,吸收快且均匀,但因为是全新的注射方式,需要一定的学习成本,并且身形瘦弱者需要熟练的注射技巧,否则偶有皮肤淤青等不良注射后反应。

第三节
无针注射器发生紧急状况时的处理方法

一、高空坠落

1. **检查注射器外观和按钮是否破损**　及时捡起查看注射器外观有无裂缝、重度划伤,按钮的完好和操作使用情况是否正常。

2. **左右旋转注射器下壳体**　检查无针注射器加压和取药功能是否受到影响。回旋检查取药剂量设置功能和刻度窗口是否正常。

二、落入水中

1. 避免注射器接触水或放置在潮湿的地方,这样会影响注射效果和注射器使用寿命。

2. 如注射器不慎落水,表面有少量液体,用洁净的干毛巾擦干并静置晾干。

3. 如注射器完全浸入水中,应迅速拿出,擦干表面的液体,静置,检查使用功能,如有异常,应联系厂家售后部门进行协助处理。所以,无针注射器放在安全位置,减少污染尤为重要。

三、误放冰箱

1. **室温保存** 有部分患者长期养成了将注射笔放在冰箱里的习惯,其实,这一做法从专业角度是不建议的,因为受到冰箱内温度及湿度影响,有可能导致无针注射器内部零件功能受损,无法正常使用,这也是糖尿病宣教工作者需要解决的误区,应大力宣传以减少此类情况的发生。

2. **误放冰箱,拿出复温** 如发现无法正常操作,联系厂家售后部门进行协助处理(C级推荐)。

无针注射器发生紧急状况时的处理方法,可扫码看视频

【专家简介】

王群,北京大学第三医院内分泌科病房护士长副主任护师。北京护理学会内分泌专业委员会主任委员,中华护理学会糖尿病护理专业委员会副主任委员,中国健康促进与教育协会糖尿病与管理分会委员,糖尿病健康教育护理师。

【专家解读】

在无针注射病房中,医务人员应当熟练掌握无针注射技术,更换不同款式无针注射器时,应再次接受正规培训,患者出院时指导患者掌握无针注射胰岛素标准流程及问题处理。在门诊患者候诊厅放置胰岛素无针注射操作的健康教育手册。为患者建立档案及追踪管理方式,定期门诊随访患者注射部位的皮肤情况、血糖控制情况。

6 第六章

胰岛素无针注射示范病房建设

第一节
胰岛素无针注射示范病房开展背景及意义

一、开展背景

越来越多的研究发现,有针注射的风险和弊端给患者带了诊疗痛苦和心理压力。据统计,国内有 61.53% 的糖尿病患者在使用胰岛素治疗,其中 35.7% 的糖尿病患者存在心理障碍、58.68% 的糖尿病患者出现过出血和组织损伤(包括 35.26% 的皮下脂肪组织增生),当然还有很大一部分患者恐惧疼痛、针刺伤等现象,都影响了患者的诊疗体验与效果。通常在有针注射中,医护人员会指导患者通过轮换注射部位,使用一次性针头、细针头、短针头等方式避免脂肪增生。即便这样,因为人群的个体差异性,仍然会有针刺伤、脂肪增生等风险存在,而无针注射就成了医护人员和患者更好的选择。

随着国家对慢性病的重视,在更多的政策上促使了无针注射操作的进一步规范。2016 年,在纪立农教授的带领下,制定了《中国糖尿病药物注射技术指南(2016 年版)》(以下简称《指南》),《指南》中将无针注射器规定为第 4 种胰岛素注射方式。2017 年北京医院引进无针注射器注射胰岛素,同时对 88 位门诊患者无针注射器知晓率进行了调查,其中 43 位患者不知晓无针注射器;对住院患者的调查中,有 67 位住院患者首次使用无针注射器。这说明患者对无针注射器的知晓率是非常低的,医护人员的知晓率也不高。北京医院 2017 年增设无针注射胰岛素教育内容,开始举办"糖尿病诊疗护理新进展"国家级继续教育培训班,在每年的课程中都会把无针注射器的内容进行充实更新,目的就是为了让更多的临床护士,特别是内分泌病房护士了解无针注射器并推荐给患者,使其有更好的诊疗选择,从而受益。

2020 年在中华护理学会糖尿病护理专业委员会赵芳主任委员的带领下,制定了《糖尿病患者胰岛素无针注射操作指引》(以下简称《指引》),更有针对性地对无针注射操作进行了细致指导。《指南》和《指引》为构建无针注射示范病房奠定了良好的理论基础和实践基础。

二、开展意义

1. 推进无针注射标准化的进程 在全国范围内建立规范化胰岛素无针注射示范病房,推动胰岛素无针注射规范操作。

2. 降低与防治胰岛素注射并发症 通过推动胰岛素无针注射规范操作,提升糖尿病患者胰岛素治疗依从性及血糖控制水平,提高患者生活质量。

3. 延长患者生存时间,维护患者、医护人员医疗安全,节约医疗费用。

当然,完善的医疗机构及医护团队是建立无针注射示范病房的先决条件。示范病房的建设还需要有明确、科学的管理架构,健全示范病房需要的人员配置,积极取得医院的制度支持,根据配置人员不同的职责分别进行流程完整的医护培训与评估,同时在培训过程中逐渐完善规范制

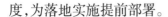

度,为落地实施提前部署。

【专家简介】

张明霞,北京大学人民医院内分泌科护士长,副主任护师。中华护理学会糖尿病护理专业委员会副主任委员,北京护理学会内分泌专业委员会副主任委员,中国健康促进与教育协会糖尿病教育与管理分会常委。

【专家解读】

在全国范围内开展无针注射示范病房的建设任重而道远,要坚持改善医疗服务,不断满足患者看病就医新需求,结合各级医疗卫生资源现状,向优秀的无针注射示范基地取经学习,进一步强化新理念、新技术应用,建立医疗管理新制度、新机制,结合本科室特色取长补短,培养专业人才,制定适合自身发展的可持续规划。同时在医疗资源的上下联动与共享上,也要重点加强医疗服务各环节的医疗质量控制,提升临床对无针注射技术优势的认可度,推动基层医疗质量有效提升,保障医疗安全。

第二节

胰岛素无针注射示范病房的管理架构及团队建设

一、管理架构

无针注射示范病房的建设应在科室主任的领导下,下设医生组、护士组与技术组(图6-1)。当患者住院后,责任护士应在 24 小时之内对患者的皮肤进行精准有效的评估,护士须与医生共同决定患者是适合于无针注射还是适合于有针注射。

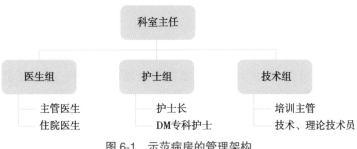

图 6-1 示范病房的管理架构

二、团队建设

无针注射示范病房的医护培训主要从理论学习与技术实践两方面进行。理论学习内容主要是了解无针注射器的概念及发展史,可以区分国内外无针注射器的类型、特点及优劣势;深入了解不同剂型胰岛素无针注射装置的应用循证依据,为循证实践提供理论基础。技术实践要集中进行规范实操培训,以统一标准和流程。可以进行自我腹部注射操作,亲身感受无针注射药剂弥散皮下的真实感受,包括疼痛、按压深度、药剂弥散的实际感知,由此,也能更贴切地向患者推介无针注射。根据各医院实际条件,争取一对一培训,获取更多专业技术支持。培训过程中遇到疑惑应积极联系厂家指导,关注操作细节,有效降低操作误差的出现,减少注射操作风险因素。

1. 规范制度 无针注射示范病房的建设,要建立、健全相关的规范制度作为理论指导依据和约束工具,其内容包括以下方面。

(1)建立规范、完整、系统的胰岛素无针注射治疗医嘱制度。

(2)建立患者皮肤硬结评估路径。

(3)制定无针注射器及耗材使用管理制度。

(4)建立无针注射胰岛素风险事件应急预案。

（5）制定无针注射胰岛素操作规范及考核标准。

（6）制定无针注射培训制度。

（7）制定无针注射健康宣教及随访制度。

（8）制定门诊无针注射器宣教管理规定。

【补充知识点·患者皮肤硬结评估路径】

详见图 6-2。

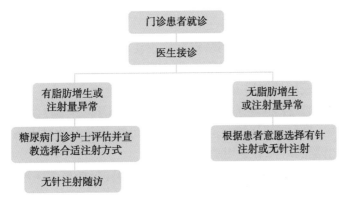

图 6-2　患者皮肤硬结评估路径

【补充知识点·患者皮肤硬结评估路径】

当患者注射部位皮肤出现红肿、破溃、脂肪增生或皮疹时（图 6-3），严禁注射。

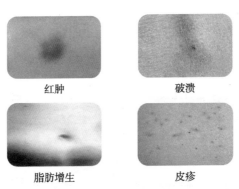

红肿　　　　　　破溃

脂肪增生　　　　皮疹

图 6-3　常见皮肤不良反应

2. 耗材的质控管理 根据耗材管控相关制度,无针注射用耗材也需要进行严格的控制与管理,实现有专人管理、专属标识、专栏记录、专项检查的制度化、流程化的常规模式。

(1)定点放置:专人、专柜、专锁放置,按照从近效期至远效期、从左至右顺序放置,无针注射高值器材要放置在可锁闭的专用器械储存柜中,保证无针注射器的安全、洁净。

(2)定期功能检测:定期检查耗材有效期及密封性,并根据器材使用频率、存放时长等因素进行其使用功能的确认,发现耗材破损等异常情况立即封存上报。

(3)控制环境温度:保持储存柜阴凉干燥,温度≤25℃,做好室温监测,恒温为宜,尽可能避免温差过大影响注射器的寿命和使用功能的有效性。

(4)做好标识:专人专用,做好标识(包括患者床号、姓名、专用治疗车、胰岛素名称等)。针对新入院患者需要无针注射胰岛素,专属标识可以让护士更清晰地辨识胰岛素类别(如长效胰岛素、短效胰岛素等),更有效地避免在护理工作中产生差错,进一步规范住院患者胰岛素无针注射操作流程(图6-4)。

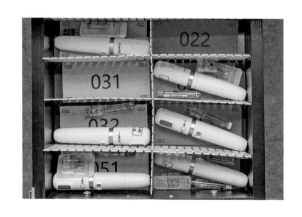

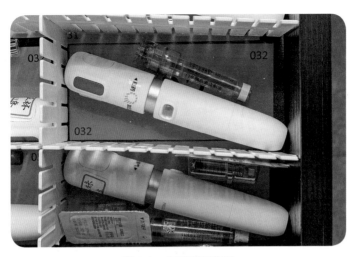

图 6-4　专属标识管理

【补充知识点·住院患者胰岛素无针注射操作流程图】

详见图 6-5。

3. 住院及门诊教育　患者住院期间,是向其宣教无针注射器的原理及操作要领的最好时机,可以实现一对一的指导,更有效地让患者掌握无针注射胰岛素的流程和标准,针对其操作中出现的问题进行纠正性的指导。

（1）出院前指导患者掌握无针注射胰岛素标准流程及问题处理,例如注射器出现故障时的排除以及技术支持方式等,可以对患者操作中可能出现的差错进行预控管理,减少家庭自行注射的不规范因素以及带来的不安全因素。

（2）为患者提供出院健康教育门诊随访,指导患者定期随访;建立、规范随访制度,规定明确的随访时间:7 天、1个月、6 个月、1 年。设置随访记录表,记录无针注射的相关问题,了解患者家庭自行注射操作顺畅性、有无疑问以及血糖控制情况等;同时,针对重点情况进行标注,以备做后续进一步处理并备案。

（3）在门诊患者候诊厅放置胰岛素无针注射操作的健

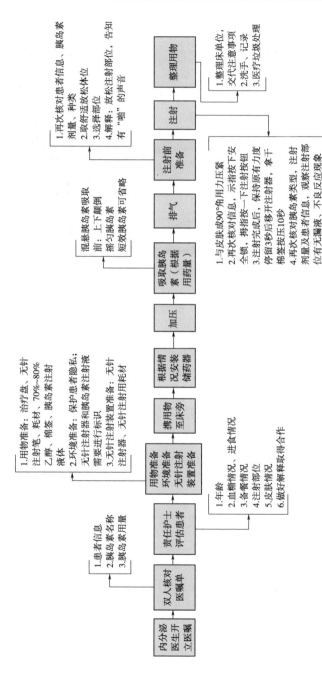

图 6-5　住院患者胰岛素无针注射操作流程图

康教育手册;有条件的医院可以考虑通过电子手册或者视频展示的方式宣传糖尿病、胰岛素注射规范等相关知识。

（4）指导门诊患者掌握无针注射器的使用方法及注意事项;针对操作中的重要环节进行特别指导,让患者更易掌握操作技巧,逐步受益于自行无针注射。

（5）为患者建立档案及追踪管理方式,有利于对门诊患者进行（电话）随访,做好患者自行无针注射胰岛素的过程控制,平稳提高患者无针注射的技巧以及血糖控制的效果。

（6）定期门诊随访注射部位的皮肤情况、血糖控制情况。定期随访,掌握患者血糖控制情况的一手资料,更有利于强化患者控制血糖的信心,与患者建立良好的共处关系。

无针注射胰岛素作为医疗技术创新产物,可提高疗效,改善患者、医护安全性。示范病房应规范同质化服务,加强质量控制管理,减少并发症,保证随访患者使用无针注射器的延续性。

全国的无针注射示范病房开展还处于初期阶段,需要所有的医护人员共同携手构筑。无针注射器的普及宣教更需要医、护、患的大力支持和配合,形成合力,让更多的糖尿病患者享受"温柔注射"的健康诊疗体验。

【专家简介】

武全莹,北京医院 国家老年医学中心大内科科护士长,副主任护师。中华护理学会糖尿病护理专业委员会委员,中华医学会糖尿病学分会糖尿病教育管理学组委员,北京护理学会血液专业委员会秘书。

【专家解读】

全国范围的无针注射示范病房建设的开展,提升了患者的就医体验,提高了医护人员诊疗护理工作的规范性。无针注射示范病房的创新之举要求医护人员掌握更全面、更权威的知识,作为实践工作的坚实指导基础,不断迭代、更新糖尿病护理知识与技能,助力无针注射示范病房持续建设。